Aspectos Psicossociais da Síndrome De Turner
(Resenha)

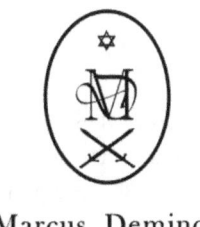

Marcus Deminco

Marcus Deminco

SUMÁRIO

Credenciais dos Autores do Artigo Original

1.1. **Lígia Z. C. Suzigan:** Psicóloga; Mestre em Saúde da Criança e do Adolescente pelo Departamento de Pediatria, Faculdade de Ciências Médicas, Universidade Estadual de Campinas (UNICAMP), Campinas, SP.

1.2. **Roberto B. Paiva e Silva:** Doutor; Docente em Educação Especial e Reabilitação III, Faculdade de Ciências Médicas, Universidade Estadual de Campinas (UNICAMP), Campinas, SP.

1.3. **Andréa T. Maciel Guerra:** Doutor (a); Professor (a) titular, Departamento de Genética Médica, Faculdade de Ciências Médicas, Universidade Estadual de Campinas (UNICAMP), Campinas, SP.

Referência do Artigo Original: SUZIGAN, Lígia Zuppi C.; SILVA, Roberto B. de Paiva; MACIEL-GUERRA, Andréa T. **Aspectos psicossociais da síndrome de Turner**. Arq. Bras. Endocrinol Metab [online]. 2005 vol. 49, Nº 1, pp. 157-164. ISSN 1677-9487. http://dx.doi.org/10.1590/S0004-27302005000100020

Resumo do Artigo

Através de uma narrativa simples, os autores começam descrevendo a prevalência, a etiologia e os sinais clínicos mais importantes nas pacientes com Síndrome de Turner (ST): baixa estatura, Disgenesia Gonadal, algumas anomalias congênitas e adquiridas, além de grande diversidade de sinais dismórficos. Sustentando-se em estudos e pesquisas antecedentes, consideram que a presença desses sintomas, possa desencadear sérias consequências no funcionamento psicossocial das pacientes com ST. Citando outros autores, assumem, entretanto, não existir um consenso literário de que a baixa estatura sozinha ou associada a outros fatores seria a principal responsável por parte dos problemas comportamentais mais encontrados em meninas com ST: imaturidade, ansiedade, hiperatividade, déficit de atenção, retraimento, baixa autoestima, problemas em relacionamento interpessoal e agressividade.

Presumem que por consequência da puberdade não ocorrer em conformidade com a idade, isso pode desenvolver um período de ostracismo com sensações de inferioridade numa fase de suma importância para os relacionamentos sociais. *A posteriori*, mencionam as contribuições da reposição hormonal e ressaltam a carência de estudos sobre o melhoramento psicológico da fertilização *in vitro* nessas pacientes. Acrescentam também, o atraso puberal, juntamente com a infertilidade, a maior dificuldade em interpretar mensagens não verbais, a ridicularização devido às características físicas da doença, as primeiras experiências sexuais tardadas e a superproteção familiar, como outros agravantes para as alterações negativas na autoimagem das pacientes com ST. Conscientes do impacto emocional, dos comprometimentos psicossociais atrelados à doença e salientando a relevância do diagnóstico precoce, os autores são categóricos ao afirmar a importância do suporte psicológico tanto para minorar as adversidades presentes nas pacientes com ST, quanto para atuar, junto aos seus familiares: elucidando-lhes melhor a síndrome e apresentando-lhes procedimentos mais eficazes na convivência rotineira com uma patologia crônica.

Conclusão Crítica

Analisando minuciosamente a revisão bibliográfica utilizada pelos autores na consecução do artigo – datados em sua maioria da década de noventa – evidenciamos a relevância da contextualização da Síndrome de Turner (ST). Sobretudo, concernente à abordagem dos diversos impactos psicossociais desencadeados pela cronicidade dessa patologia. Ainda assim, logo no primeiro parágrafo, ao mencionarem a prevalência e a etiologia da ST já verificamos uma ligeira defasagem estatística quando confrontado com outros artigos mais recentes:

- ✓ A síndrome de Turner afeta 1 em cada 2500 meninas nascido-vivas. (RAMOS, 2006).

- ✓ A ST ocorre em apenas 1 mulher entre 3.000 nascimentos, devido ao grande número de abortos que chega ao índice de 90-97,5%. (LEITE, 2008).

- ✓ A cada 2.500 nascimentos uma criança apresenta o fenótipo característico da síndrome de Turner [...] Atingindo 1.500.000 mulheres no mundo. (ELSHEIKH et al., 1999 apud ARAUJO POPOIRE WANDERLEY et al., 2004).

- ✓ A síndrome de Turner ocorre pela perda parcial ou total de um dos cromossomos sexuais, sendo sua frequência estimada em 1:2.130 ou 0,47:1.000 nativivos do sexo feminino. (NIELSEN e VOHLERT, 1991 apud BARROS et al., 2009).

Em seguida, os autores destacam os sinais clínicos mais importantes da síndrome: a baixa estatura e a disgenesia gonadal –

além da observação de algumas anomalias congênitas e adquiridas – e de uma grande diversidade de sinais dismórficos. Sobre isso, a Sociedade Brasileira de Endocrinologia e Metabologia (SBEM) e a Sociedade Brasileira de Genética Médica (SBGM), através do Projeto Diretrizes (2006) complementam melhor ao apresentar os principais achados físicos e dividi-los por segmentos:

Segmento cefálico:

- ✓ Olhos e região periocular: ptose palpebral, estrabismo, pregas epicanticas, hipertelorismo ocular e sobrancelhas espessas.
- ✓ Orelhas: implantação baixa, orelhas rodadas.
- ✓ Boca: Boca de peixe, palato em ogiva, alterações dentárias.
- ✓ Cabelos: implantação baixa.
- ✓ Micrognátia

Pescoço curto e/ou alado

Região torácica

- ✓ Tórax em escudo, tórax escavado, hipertelorismo mamário, escoliose e cifose.

Extremidades

- ✓ Cúbito e geno valgo
- ✓ 4º metacarpo curto
- ✓ Linfedema em mãos e pés

Pele e fâneros

✓ Displasias ungueais

✓ Nevus pigmentares

Estrutura baixa	100%
Mau Funcionamento dos Ovários	90%
Mãos e pés inchados	80%
Peito largo	80%
Linha posterior do cabelo baixa	80%
Orelha de formato incomum	80%
Mandíbula pequena e mais baixa	70%
Braços virados para fora	70%
Anomalias renais	60%
Pescoço com dobras	50%
Anomalias cardíacas	50%
Perda de audução	50%
Arco do palato alto e estreito	40%

Quadro 1. Anomalias Clínicas e Incidência Aproximada (UFV, 2004).

Displasia Dos Quadris	Escoliose
Diabetes Mellitus	Hipertensão idiopática
Tendência A Formação De Quelóides	Curva glicêmica anormal
Doença De Chrohn	Tendência a obesidade
Disfunções Tiroidianas	Catarata

Quadro 2. Anomalias Ocasionais (UFV, 2004).

Ainda sobre os sinais clínicos mais importantes presentes na síndrome, os autores não mencionam o risco do desenvolvimento dos tumores mistos de células germinativas e de células tipo cordoessexuais do estroma (forma comum de tumor em pacientes com disgenesia gonadal), nem abordam os procedimentos de gonadectomia. De acordo com Mazzanti et al. (2005):

"A patogênese do gonadoblastoma e o seu potencial maligno permanecem ainda obscuros, mas mulheres com ST, gônadas disgenéticas e material proveniente do cromossomo Y estão em risco para esse tumor. Esse risco foi previamente estimado em aproximadamente 30%, sendo diretamente proporcional à idade e elevando-se significativamente após a puberdade, devido ao baixo grau de virilização da genitália externa e à localização intra-abdominal das gônadas".

A gonadectomia é geralmente recomendada, todavia esse consenso está sendo questionado por estudos recentes. Esses trabalhos demonstraram um risco de 7-10%para o desenvolvimento do gonadoblastoma, mais baixo do que previamente reportado, porém esse pode continuar sendo inaceitável em muitas situações e os pais podem continuar optando pela gonadectomia profilática. O exame detalhado por meio de ultra-sonografia das gônadas realizado com intervalos regulares, ou mesmo imagens por ressonância magnética, podem ser suficientes para monitorar alguns casos com ST com material proveniente do cromossomo Y, especialmente quando os clientes não querem passar por uma cirurgia. Entretanto, a gonadectomia continua sendo o procedimento de escolha quando se deseja excluir a neoplasia com absoluta certeza. (BARTMANN et al., 2004 apud FLORIA-SANTOS e RAMOS, 2006).

Quando se referem às graves consequências psicossociais desencadeadas pela síndrome, os autores assumem não existir uma evidência consensual de que a baixa estatura sozinha seria a principal responsável por parte dos problemas comportamentais mais observados no curso da ST: imaturidade, ansiedade, hiperatividade, déficit de atenção, retraimento, baixa autoestima, problemas de relacionamento interpessoal e agressividade. Apoiando-se em outros estudiosos e citando diversas pesquisas presumem que em virtude da puberdade não ocorrer próxima à idade das suas amigas, isso poderia desenvolver um período de ostracismo com sensações de inferioridade em um período de grande importância para os relacionamentos sociais.

Por conseguinte, consideram que o atraso puberal, juntamente com a baixa estatura retardaria o amadurecimento emocional e cognitivo dessas meninas com ST. Entretanto, ao salientarem as vantagens da reposição hormonal na melhoria da qualidade de vida dessas pacientes, não apresentam qualquer relação dos principais esteroides utilizados, nem divulgam alguns resultados significativos obtidos através dessas intervenções. Uma vez que vários hormônios estão envolvidos no modo como as pacientes da ST exteriorizam seus traços característicos, analisar as principais funções dos hormônios relacionados é de extrema importância para o entendimento dos processos fisiológicos inerentes a esta anomalia cromossômica. Conforme destaca ARAUJO POPOIRE WANDERLEY et al. (2004):

> "Para amenizar a baixa estatura as portadoras utilizam tratamentos à base de hormônios como: oxandrolona, hormônio do crescimento e estrogênio, o que pode aumentar a estatura média de 5 a 10 cm [...] Se hormônios forem administrados antes da puberdade (em torno dos 8

anos de idade), algumas portadoras podem atingir uma estatura mais alta, embora essa estatura varie bastante entre as portadoras".

A ST é a primeira alteração de cromossomos que pode ser tratada, eficazmente, utilizando-se uma terapia de reposição hormonal, de forma a proporcionar uma melhora significativa na qualidade de vida. Os níveis de hormônios gonadotroficos das portadoras da ST possuem variação de acordo com a idade cronológica e os mecanismos de retro-alimentação do eixo hipotalâmico-hipofisário-gonadal aparentemente são mantidos. A partir de um entendimento mais apurado da fisiologia e da fisiopatologia desse eixo foi possível o desenvolvimento de novas técnicas e protocolos de tratamento. Esse conhecimento foi ampliado mais ainda com a utilização do Hormônio liberador de gonadotrofina. (ARAUJO POPOIRE WANDERLEY et al., 2004).

Na grande maioria das mulheres com a ST o estrogênio é reposto por via oral. No entanto, atualmente as vias transdérmicas e percutânea vêm recebendo maior enfoque, por mostrarem vantagens sobre a administração oral. A aplicação transdérmica de estrogênio torna possível a liberação da dose efetiva mais baixa possível diretamente na circulação sistêmica, proporcionando uma menor flutuação dos níveis de estradiol plasmáticos, quando comparada à via oral. Foram demonstradas melhora do perfil lipídico e diminuição dos fatores de risco de doença coronariana através da reposição hormonal tanto oral, quanto transdérmica em mulheres durante a menopausa. (OTTESEN e SORENSEN, 1997).

O hormônio do crescimento (GH) tem como função primária estimular o crescimento linear do organismo, sendo o grande responsável pelo aumento da síntese de proteínas através da estimulação da secreção do fator de crescimento semelhante a insulina do tipo 1 (IGF-1), promovendo, desta forma, a captação de aminoácidos e acelerando diretamente a translação e transcrição do ARNm. O tratamento com GH (hormônio do crescimento ou somatotrofina) em portadoras da ST é padrão na Dinamarca na idade de 6 a 7 anos até o crescimento ter começado a parar [...] Os resultados de provas clínicas recentes indicam que os pacientes tratados com hormônio do crescimento recombinante (0,375 mg/kg/semana divididos em 7 doses uma vez ao dia), com ou sem oxandrolona (0,0625 mg/kg/dia por via oral) tiveram um aumento da velocidade de crescimento que foi mantido e resultou em um aumento médio de 8-10 cm de altura após 3 a 7 anos de tratamento. (GREENSPAN e STREWLER, 2000).

A oxandrolona é um hormônio sintético que lembra o hormônio sexual masculino; enquanto influencia o crescimento do tecido ovariano operante, seu efeito masculinizante é muito fraco. Quando usada sozinha, a oxandrolona, pode aumentar a velocidade do crescimento no mesmo grau do hormônio do crescimento, e o tamanho final é aumentado de 3 a 4 cm quando administrado por mais de 2 anos. Na Dinamarca é preferível administrar a oxandrolona em uma dose muito baixa junto com o hormônio do crescimento e não começar com oxandrolona antes dos 10 anos de idade, mas em alguns países o tratamento começa antes dessa idade. Esta opção é adotada para se evitar a ação masculinizante durante o tratamento com a oxandrolona. (NIELSEN, 1991 apud ARAUJO POPOIRE WANDERLEY et al., 2004)

Seguidamente, os autores acrescentam também, a infertilidade, a maior dificuldade em interpretar mensagens não verbais, a ridicularização devido às características físicas da doença, as primeiras experiências sexuais tardadas e a superproteção dos pais, como outros agravantes para as alterações negativas na autoimagem das pacientes com ST. Porém, logo revelam a inexistência de estudos sobre o efeito psicológico da fertilização *in vitro* nessas pacientes. Inobstabte, embora destaquem uma pior autoestima aferida em meninas com ST quando comparadas com meninas de baixa estatura, mas de cariótipo normal, encontra-se disponível – através de um questionário de coleta de dados realizado pelos próprios autores anteriormente – uma diminuta contradição:

> Em relação aos sentimentos associados ao fato de terem ST, 78% responderam sentir-se bem "/"normal"; 67% consideraram que a ST não interfere em suas vidas; 64% disseram não ter dificuldades para fazer ou manter amigos e 64% afirma não ter dificuldades sociais. Foram entrevistadas pacientes acompanhadas no Ambulatório de Endocrinologia Pediátrica do Hospital das Clínicas da Universidade Estadual de Campinas (UNICAMP), com diagnóstico confirmado de ST. As idades variaram entre 15 e 25 anos, com média de 19,9. A idade ao diagnóstico variou de 0 a 18,1 anos, com média de 10,6 anos, e o tempo de atendimento médico variou entre 2 e 19,6 anos, com média de 9,5 anos. Em 16 pacientes, o cariótipo era 45,X; em seis casos, havia mosaicismo de cromossomos sexuais sem aberrações estruturais (4 45,X/46,XX, 1 45,X/46,XY, 1 45,X/47,XYY); em 14 pacientes, foram detectadas aberrações estruturais dos cromossomos sexuais com ou sem mosaicismo com linhagem 45,X, com sete casos de isocromossomo de braço longo do cromossomo X, quatro de cromossomos marcadores e três de cromossomos X em anel. Vinte e duas pacientes cursavam (ou haviam concluído) o ensino fundamental, 10 o ensino médio, e quatro estavam cursando o ensino superior. (SUZIGAN et al., 2004).

Referente à função cognitiva, os autores admitem a existência de uma crença equivocada de que as portadoras da ST apresentavam algum retardo mental, mas logo confirmam que, atualmente, sabe-se que a maioria delas possui níveis normais de inteligência, apesar de manifestarem dificuldades específicas de aprendizagem: distúrbios da memória visual, atenção e raciocínio matemático, em consequência de problemas na percepção espacial e temporal, além da coordenação óculo-manual. Contudo, ao presumirem que essas dificuldades de aprendizagem não as afetariam na vida adulta, parecem seguir ao revés do que demonstram muitos outros especialistas.

Para autores como Piaget e Vygotsky, o desenvolvimento infantil é visto como fenômeno do processo de vida que, como na maturidade ou velhice, denotam mudanças biopsicossociais específicas implicadas no crescimento individual. Trata-se, pois de um processo universal, mas individual, próprio de cada pessoa, passando por situações comuns, que exigem diferentes maneiras de lidar. O entendimento das particularidades inerentes a esse processo é importante para não deixar que os possíveis problemas de aprendizagem atrapalhem o desenvolvimento natural da criança. O apressamento cognitivo é um dos fatores que podem impedir a criança de se desenvolver naturalmente, com consequências para o prosseguimento da construção do conhecimento.

Segundo destaca Almeida (2005 apud COMIN, 2010) além de carências afetivas e emocionais, alunos com baixo rendimento escolar não raramente, apresentam problemas comportamentais e no relacionamento social. Drouet (2003 apud Ibidem) complementa, afirmando que a aprendizagem é uma atividade individual que se desenvolve dentro de um sistema único e contínuo. Sempre que aprendemos algo, ou seja, situações que ocorrem novas aprendizagens, o indivíduo reorganiza suas ideias, estabelecendo relações entre as aprendizagens anteriores e as novas. As primeiras aprendizagens servem de pré-requisitos para as próximas aprendizagens, e isto é essencial para o processo do desenvolvimento do indivíduo.

> Muitas vezes as dificuldades de aprendizagem (DA) são reações compreensíveis de crianças neurologicamente normais, porém, obrigadas a adequar-se às condições adversas das salas de aula. Podemos ver na clínica diária, muitas crianças sensíveis e emocionalmente retraídas quem passam a apresentar DA depois de submetidas a alguma situação constrangedora não percebida pelos demais. Trata-se de uma situação corriqueira agindo sobre uma criança afetivamente diferenciada, que nem sempre a escola, incluindo a professora, orientadora, coordenadora e demais colegas de classe, percebem. Normalmente as crianças que apresentam dificuldades específicas no início da escolarização, embora não tenham nenhum problema neuropsiquiátrico, provavelmente são aquelas que precisarão de maior atenção. São crianças que terão de desenvolver suas habilidades de apreensão daquilo que é ensinado. Portanto, cada uma delas precisa ser investigada e compreendida particularmente em suas dificuldades. (BALLONE, 2005).

Em seguida, ao descreverem as comorbidades psiquiátricas relatadas ocasionalmente em pacientes com ST, como por exemplo, a depressão, a esquizofrenia, o transtorno bipolar e a anorexia nervosa, os autores parecem cometer um equívoco ao se referirem às doenças psiquiátricas como antônimas de doenças psicopatológicas. De acordo com Campbell (1986 apud DALGALARRONDO, 2000) a psicopatologia trata da natureza essencial da doença, suas causas, as mudanças estruturais e funcionais associadas a ela e suas formas de manifestação. A psicopatologia, em acepção mais ampla, pode ser definida como o conjunto de conhecimentos referentes ao adoecimento mental humano.

> Psicopatologia é um termo que se refere tanto ao estudo dos estados mentais patológicos, quanto à manifestação de comportamentos e experiências que podem indicar um estado mental ou psicológico anormal. Os transtornos psiquiátricos são descritos por suas características patológicas, ou psicopatologia, que é um ramo descritivo destes fenômenos. (BARLOW e DURAND, 2008).

Conscientes dos comprometimentos psicossociais desencadeados ao curso da Síndrome de Turner salientam a importância do suporte psicológico tanto para o acompanhamento psicoterapêutico de meninas e mulheres com ST, quanto para atuar junto aos seus familiares num intento em conjunto a fim de minorar os sintomas negativos da síndrome – sem subestimar as suas capacidades cognitivas – acadêmicas e sociais. Todavia, ao destacarem o papel dos pais, professores, médicos e psicólogos nesse amparo pluridisciplinar, se esquecem de inserir também, a indispensável contribuição dos profissionais da área de enfermagem.

O aconselhamento genético tem aparecido na literatura de enfermagem desde o início da década de 60, quando eram enfatizados como sendo de responsabilidade dos enfermeiros o suporte psicossocial e o acompanhamento dos casos. O aconselhamento genético tornou-se parte da linguagem sistematizada de enfermagem quando foi incluído na Classificação das Intervenções de Enfermagem (NIC, *Nursing Interventions Classification*), onde está definido como um processo interativo de ajuda focado na assistência a um indivíduo, família ou grupo, manifestando ou sob risco de desenvolver ou transmitir um defeito congênito ou uma condição genética. O aconselhamento genético pode também ser definido como um processo de comunicação ou educação por meio do qual o sujeito e os membros da sua família recebem informações sobre a natureza e as limitações de testes genéticos, assim como os benefícios, os riscos e o significado do resultado dos testes. Estão inclusos nesse processo o aconselhamento e o suporte a respeito das implicações das informações obtidas a partir dos testes. Os clientes precisam receber informações adequadas para tomar decisões informadas sobre sua saúde e para consentir de maneira informada durante o processo de testagem. (FLORIA-SANTOS e RAMOS, 2006).

Ainda sobre a importância do amparo psicológico, os autores apontam uma melhor eficácia nas terapias realizadas em grupo, e asseveram existir – por intermédio dos cuidados interdisciplinares – um bom prognóstico quanto ao desenvolvimento psicológico e social das pacientes com ST. Porém, ao ressaltarem que o diagnóstico precoce é fundamental para que as famílias possam ser orientadas também precocemente quanto às atitudes mais adequadas a serem tomadas, não elucidam sobre as principais formas de diagnósticos. Segundo Martins (2002 apud ARAUJO POPOIRE WANDERLEY et al., 2004): "O ultra-som seriado permitirá afastar malformações congênitas associadas que podem interferir no prognóstico da evolução fetal, quando ocorre hidropsia fetal não imune, higromas císticos volumosos, cardiopatias, malformações renais, etc.".

A suspeita diagnóstica da síndrome pode ser feita em neonatos do sexo feminino pela observação do pescoço alado e do linfedema. Se a ST não for diagnosticada na lactância ou infância, geralmente será diagnosticada tardiamente na fase pós-púbere devido à ocorrência de baixa estatura e/ou amenorréia, sendo necessária, em ambos os casos, uma confirmação citogenética. Assim sendo, a caracterização da Síndrome de Turner se dá através de diagnóstico clínico, mas também com a comprovação pelo cariótipo o que deveria ser feito logo nos primeiros meses de vida, em pacientes do sexo feminino com quadro clínico sugestivo, e em meninas com estatura abaixo da média para a idade, com a finalidade de proporcionar um direcionamento mais eficaz no tratamento e possibilitar uma qualidade de vida melhor para as portadoras da síndrome. (COSTA e ARAGÃO, 2010).

O diagnóstico citogenético da ST vem evoluindo e modificando-se substancialmente ao longo dos anos. Inicialmente, a modificação veio como resposta à implantação efetiva das técnicas de bandamento cromossômico. "Surgiram", a partir de então, as aberrações estruturais, com diminuição dos casos 45,X. De 1989 em diante, porém, observou-se nova queda na frequência de cariótipos 45,X, associada a um aumento na frequência de aberrações estruturais. A explicação para esse fato, porém, é mais difícil de ser encontrada. Isso porque, a partir dessa data, foram introduzidas duas modificações simultâneas: a pesquisa sistemática de meninas com baixa estatura, atendidas no Ambulatório de Pediatria do Hospital de Clínicas, independente de quão grave fosse o déficit de crescimento e da presença de sinais dismórficos, e o aumento do número de metáfases analisadas por cariótipo. Conforme ilustração da (**Tabela 1**) pode-se concluir que os aprimoramentos diagnósticos ocorridos no Laboratório de Citogenética Humana da UNICAMP, no decorrer desses últimos 39 anos, permitiram melhorar a qualidade do resultado citogenético da ST, com modificação da proporção entre os tipos de cariótipos observados. (BARROS et al., 2009).

Ano	n	Idade (anos)	Estatura (escore z)
		Média ± DP (mínimo a máximo)	Média ± DP (mínimo a máximo)
1970 – 1988[13]	60	13,1 ± 7,1 (0,1 a 31,8)	-4,17 ± 1,45 (-7,76 a -1,06)
1989 – 2006[14]	155	12,4 ± 7,3 (0,1 a 33,8)	-3,09 ± 1,34 (-8,79 a 0,16)

Tabela 1. Estatura (em escore Z) e idade (em anos) das pacientes com Síndrome de Turner diagnosticadas no Laboratório de Citogenética Humana da UNICAMP de 1970 a 2006. (BARROS et al., 2009).

Foi encontrado pouco material no Brasil sobre o desenvolvimento cognitivo das portadoras da ST Isso mostra que é necessário mais pesquisas acerca do assunto no país, tornando contrastante a variedade de informações encontradas na literatura internacional [...] Em alguns países, onde a altura média das mulheres é superior a 1,70 (como por exemplo, a Dinamarca), houve uma preocupação social com a adaptação das mulheres portadoras da ST. Tal fato proporcionou a formação de Grupos de Contato. Os Grupos de Contato de Portadores da Síndrome de Turner tem como principal objetivo incentivar trocas de experiências. A portadora da ST pode procurar um acompanhamento psicológico, caso sofra rejeição ou por outras necessidades. Entretanto, algumas portadoras não apresentam desvios de comportamento ao lidarem com as suas limitações, o que torna, desta forma, o tratamento psicológico com a portadora menos importante do que o suporte psicológico para os pais da paciente, principalmente após o diagnóstico no período pré-natal devido ao desenvolvimento de sentimentos como culpa, angustia, depressão e impotência frente a esta nova situação. No Brasil ainda não há relato da formação de um Grupo de Contato de Portadoras da Síndrome de Turner, embora seja extremamente importante a articulação entre os pais das portadoras para que se troque experiências. Isto poderá incentivar novas pesquisas sobre o tema, além de proporcionar melhora na inserção social de mulheres portadoras da ST. Na Dinamarca, por exemplo, as portadoras que participam deste grupo são incentivadas a darem palestras em escolas, congressos, etc (NIELSEN, 1991 apud ARAUJO POPOIRE WANDERLEY et al., 2004).

No Brasil, os hospitais públicos que fornecem tratamento para essa anomalia genética, consideram a ST menos grave do que outras alterações cromossômicas. Sendo assim, os pais que têm uma filha portadora ao buscar um tratamento hormonal para elas, encontram grandes dificuldades, como a fila de espera para obter o tratamento de reposição hormonal necessário para aumentar sua estatura e desenvolver suas características sexuais secundárias. Neste contexto seria importante ser iniciado um acompanhamento psicológico para a portadora da ST, bem como para sua família. Outro ponto importante é a inserção da portadora e de sua família em um grupo de contato, pois já é conhecido o progresso psico-social que este procedimento proporciona nos desempenhos escolares, sociais e familiares, além de elevar a autoestima que pode estar debilitada. (COLLAER, 2002 apud Ibidem).

Indicações do Artigo

Em virtude da enorme carência de fontes bibliografias no Brasil sobre a Síndrome de Turner; principalmente, correlacionadas aos aspectos psicossociais desencadeados pela cronicidade da doença, o artigo, além de revelar a necessidade de novos estudos e pesquisas contextuais sobre a ST, dever ser considerado de grande contribuição para a comunidade científica e acadêmica. Deixando evidente a necessidade de novos estudos, sobretudo nacionais, abordando os aspectos da reposição hormonal, assim como a importância do acompanhamento psicológico para as portadoras da Síndrome de Turner e sua família.

E, apesar da sua primeira publicação – registrada em fevereiro de 2005 – inevitavelmente, apresentar algumas estatísticas defasadas, e consequentemente, mencionar indicativos contraditórios ou evasivos em alguns trechos, o texto é de significativa relevância para a obtenção de um conhecimento superficial referente ao assunto. Válido tanto para as pacientes com ST e seus familiares, quanto para médicos, enfermeiros, psicólogos e todos aqueles que pretendam atuar na área de saúde. Sugerindo-se, entretanto, outras leituras complementares, e igualmente diferentes fontes bibliográficas para todos aqueles que busquem adquirir dados mais técnicos, específicos e atuais.

Referências:

ARAUJO POPOIRE WANDERLEY, Carla et al. **Desenvolvimento sexual e cognitivo das portadoras da síndrome de Turner**. Ciênc. cogn., Rio de Janeiro, v. 2, p. 61-74, jul. 2004 . Disponível em <http://pepsic.bvsalud.org/scielo.php?script=sci_arttext&pid=S1806-58212004000200007&lng=pt&nrm=iso>. Acesso em 28 fev. 2018.

BALLONE, GJ, **Dificuldades de Aprendizagem**. Disponível em: < http://www.psiqweb.med.br/, revisto em 2005 >. Acesso em: 20 fev. 2018.

BARLOW, H. David, DURAND, V. Mark. **Psicopatologia: uma abordagem integrada**. Trad: Roberto Galman. 4ª edição. São-Paulo: Cengage Learning, 2008.

BARROS, Beatriz Amstalden et al. **A inclusão de novas técnicas de análise citogenética aperfeiçoou o diagnóstico cromossômico da síndrome de Turner**. Arq Bras Endocrinol Metab [online]. 2009, vol.53, n.9, pp.1137-1142. ISSN 1677-9487. http://dx.doi.org/10.1590/S0004-27302009000900010.

COLL, César, MARCHESI, Álvaro e PALÁCIOS, Jesús. **Desenvolvimento psicológico e educação**. Trad: Daisy vaz de Moraes. 2ª edição. Porto Alegre: Artmed, 2004.

COMIN, Márcia T. Sacon. **Problemas Afetivos e de Condutas em Salada de Aula**. Instituto de Desenvolvimento Educacional do Alto Uruguai (IDEAU, 2010) Disponível em:< https://www.ideau.com.br/getulio/restrito/upload/revistasartigos/206_1.pdf >. Acesso em: 20 fev. 2018.

COSTA, F.B.; ARAGÃO, H.L.P. **Estudo citogenético de 27 pacientes encaminhados por suspeita de Síndrome de Turner**. Revista. Eletrônica Novo Enfoque, ano 2010, v. 11, n. 11, p. 34 – 42. Disponível em: http://www.castelobranco.br/sistema/novoenfoque/files/11/artigos/05.pdf>. Acesso em: 20 fev. 2018.

DALGALARRONDO, Paulo. **Psicoterapia e semiologia dos transtornos mentais**. Porto Alegre: Artmed, 2000.

FLORIA-SANTOS, Milena; RAMOS, Ester Silveira. **Cuidado de enfermagem baseado em genômica para mulheres com Síndrome de Turner**. Rev. Latino-Am. Enfermagem, Ribeirão Preto, v. 14, n. 5, out. 2006. Disponível em: <http://www.scielo.br/scielo.   php?script=sci_arttext&pid=S0104-11692006000500002&lng=pt&nrm=iso>. Acesso em: 20 fev. 2018.

LAKATOS, Eva Maria; MARCONI, Marina de Andrade. **Fundamento de metodologia cientifica**. 3. Ed. rev. e ampl. São Paulo: Atlas, 1991.

CARVALHO, Márcia Maria Loss. **As Possíveis Conseqüências Do Apressamento Cognitivo   Infantil.**   Disponível   em: < http://www.neuropediatria.org.br/index.php?option=com_content&view=article&id=96 :as-possiveis-consequencias-do-apressamento-cognitivo-infantil&catid=59:transtorno-de-aprendizagem-escolar&Itemid=147 >. Acesso em: 20 fev. 2018.

Portal São Francisco. **Síndrome de Turner**. Disponível em: < http://www.portalsaofrancisco.com.br/alfa/sindrome-de-turner >. Acesso em 20 fev. 2018.

RAMOS, Ester Silveira. **Turner syndrome: counseling prior to oocyte donation**. Sao Paulo Med. J., São Paulo, v. 125, n. 2, mar. 2007 . Disponível em <http://www.scielo.br/scielo.   php?script=sci_arttext&pid=S1516-31802007000200009&lng=pt&nrm=iso>. Acessos em17 feb. 2018. doi: 10.1590/S1516-31802007000200009.

ROSA, Rafael Fabiano Machado et al . **Amenorréia e anormalidades do cromossomo X**. Rev. Bras. Ginecol. Obstet., Rio de Janeiro, v. 30, n. 10, out. 2008. Disponível em <http://www.scielo.br/scielo. php?script=sci_arttext&pid=S0100-72032008001000006&lng=pt&nrm=iso>. Acessos em17 feb. 2018. doi: 10.1590/S0100-72032008001000006.

SOARES, Henrique et al. **Características clínicopatológicas dos mosaicos 45,X/46,Xidic(Y) e implicações terapêuticas: caso clínico**. Sao Paulo Med. J. [online]. 2008, vol.126, n.5, pp. 297-299. ISSN 1516-3180. doi: 10.1590/S1516-31802008000500012.

Sociedade Brasileira de Endocrinologia e Metabologia e Sociedade Brasileira de Genética Médica. **Síndrome de Turner: Diagnóstico e Tratamento**. Projeto Diretrizes   (2006).   Disponível   em: <https://diretrizes.amb.org.br/_BibliotecaAntiga/sindrome-de-turner-diagnostico-e-tratamento.pdf>. Acesso em 20 fev. 2018.

SUZIGAN, Lígia Z. C. et al . **A percepção da doença em portadoras da síndrome de Turner**. J. Pediatr.(Rio.J.), Porto Alegre, v.80, n.4, Aug. 2004. Available from <http://www.scielo.br/scielo.php?script=sci_arttext&pid=S00217557200400050011& lng=en&nrm=iso>. Access on17 feb. 2018. doi: 10.1590/S0021-75572004000500011.

SUZIGAN, Lígia Zuppi C.; SILVA, Roberto B. de Paiva e; MACIEL-GUERRA, Andréa T. **Aspectos psicossociais da síndrome de Turner**. Arq Bras Endocrinol Metab, São-Paulo, v. 49, n.1,Feb.2005. Available from <http://www.scielo.br/scielo. Php?Script=sci_arttext&pid=S0004 27302005000100020&lng=en&nrm=iso>. Access on 19 feb. 2018. Doi: 10.1590/S0004-27302005000100020.

UNIVERSIDADE FEDERAL DE VIÇOSA (UFV, 2004). Disponível em:< http://arquivo.ufv.br/dbg/UFMG/daniel01.htm>. Acesso em 20 fev. 2018.

VIEIRA NETO, Eduardo; LIBERMAN, Jaime; FONSECA, Armando A. **Feto portador de síndrome de turner e tetralogia de fallot associadas à elevação de alfafetoproteína materna**. Rev. Bras. Ginecol. Obstet., Rio de Janeiro, v. 20, n. 5, June 1998. Available from <http://www.scielo.br/scielo.php?script=sci_arttext&pid=S0100-72031998000500008&lng=en&nrm=iso>. Access on 17 feb. 2018. doi: 10.1590/S0100-72031998000500008.

WEISS, Maria Lúcia L. **Psicopedagogia Clínica: Uma Visão Diagnóstica Dos Problemas De Aprendizagem Escolar**. 9. Ed. Rio de Janeiro: DP%A, 2002. Disponível em: < http://www.neuropediatria.org.br/index.php?option=com_content&view=article&id=96 :as-possiveis-consequencias-do-apressamento-cognitivo-infantil&catid=59:transtorno-de-aprendizagem-escolar&Itemid=147>. Acesso em: 17 feb. 2018.

Sobre o Autor

Marcus Deminco (Salvador-BA. 28/Set/76). Escritor e Psicólogo brasileiro. Doutor Honoris Causa em Transtorno do Déficit de Atenção com Hiperatividade (TDAH) *Practitioner* e Tutor de Programação Neurolinguística (PNL); autor de artigos científicos no Portal dos Psicólogos (O maior Site sobre Psicologia em Portugal). Além de ser dono de diversas frases — textos e

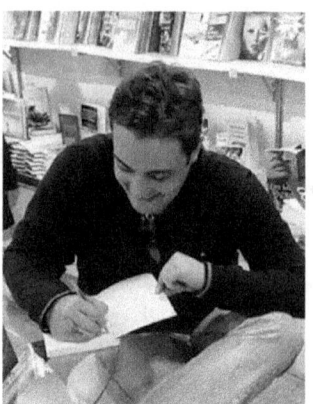

pensamentos compartilhados em sites e redes sociais, entre seus escritos — o propalado texto Por que ler Paulo Coelho? — bastante elogiado pelo próprio escritor Paulo Coelho entre os seus leitores. Marcus Deminco é também autor dos Livros:

1. EU & MEU AMIGO DDA – Autobiografia de um Portador do Distúrbio do Déficit de Atenção.
2. O Segredo de Clarice Lispector. (Portuguese Edition)
3. The Secret of Clarice Lispector (English Edition)
4. El Secreto de Clarice Lispector (Spanish Edition)
5. VERTYGO – O Suicídio de Lukas (Portuguese Edition)
6. VERTYGO – The Suicide of Lukas. (English Edition)
7. Helen Palmer – Uma Sombra de Clarice Lispector (Portuguese Edition)
8. Helen Palmer — A Shadow of Clarice Lispector (English Edition)
9. Transtorno Bipolar — Aspectos Gerais (Portuguese Edition)
10. Bipolar Disorder — General Aspects (English Edition)
11. Programação Neurolinguística – Começando pelo começo (Portuguese Edition)
12. Neuro-Linguistic Programming — Beginning by the Beginning (English Edition)
13. Mensagens para Postar, Curtir & Compartilhar. Vol. 1
14. Mensagens para Postar, Curtir & Compartilhar. Vol. 2
15. Mensagens para Postar, Curtir & Compartilhar. Vol. 3
16. Coleção de textos em E-Cards. Vol. 1
17. Coleção de Textos em E-Cards. Vol. 2

Prêmios & Homenagens

Aspectos Psicossociais da Síndrome de Turner (Resenha)

I. Autor do texto Estafeta Sem Rumo do Prêmio Cecílio Barros Pessoa de Antologia – Academia Cabista de Letras, Artes e Ciências de Arraial do Cabo – RJ.

II. Doutor Honoris Causa em TDA/H pela *Brazilian Association of Psychosomatic Medicine* em reconhecimento a contribuição científica e relevância social do livro: Eu & Meu Amigo DDA - Autobiografia de um Portador do Distúrbio do Déficit de Atenção.

III. Um dos vencedores do Prêmio: Além da Terra, Além do Céu de poesia contemporânea – Editora Chiado (Portugal).

Fale com Marcus Deminco

E-mail: marcusdeminco@gmail.com
Website: http://marcusdeminco.com/
Blog: http://marcusdeminco.blogspot.com.br/
Twitter: https://twitter.com/marcusdeminco
Facebook: https://www.facebook.com/marcus.deminco
Pinterest: https://www.pinterest.com/marcusdeminco/
Instagram: @marcusdeminco
Youtube: https://www.youtube.com/channel/UCRu8yfSoLewjuX6GO6o7Nmw
G+: https://plus.google.com/u/0/114858320913983491464
Tumblr: http://deminco.tumblr.com/
Flickr: https://www.flickr.com/photos/143729713@N06/with/28004881736/
GoodReads: https://www.goodreads.com/author/show/7792932.Marcus_Deminco/
Pensador: https://pensador.uol.com.br/autor/marcus_deminco/

www.ingramcontent.com/pod-product-compliance
Lightning Source LLC
Chambersburg PA
CBHW051207170526
45158CB00005B/1853